This Notebook belongs to

_____

_____

Team: _____

Physician: _____

Phone: _____

Phone: _____

Name: _____

Age : _____

Sex : _____

Room: _____

Admin Date: _____

Diet: _____

Weight: _____

Fluids: _____
_____
_____

Restraints: _____
_____
_____

Allergies: _____
_____
_____

PMH: _____
_____
_____

Restraints: _____
_____
_____

Line: _____
_____
_____

Tubes: _____
_____

Drains : _____
_____
_____

Dressings : _____
_____

Neuro

A/O_

RASS: _____

Sedation: _____

_____

Cardiac

Pulses: _____

VS: _____

Rhythm: _____

Tele: _____

Edema: _____

Respiratory

ETT/Trach

Vent: _____

_

GI/GU

Last Void: _____ Foley: _____

Last BM : _____ FMS : _____

Diet: _____

Calorie count: _____

Tube Feed: _____

Musculoskeletal

_____

_____

_____

_____

_____

Skin

Braden: _____

P_ Pain:

Meds: _____

PCA: _____

Plan/ Notes

_____

_____

_____

_____

_____

Labs

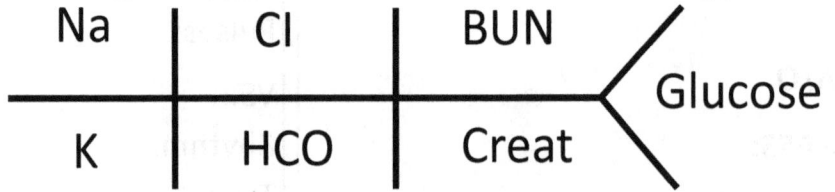

Na	Cl	BUN
K	HCO	Creat

Glucose

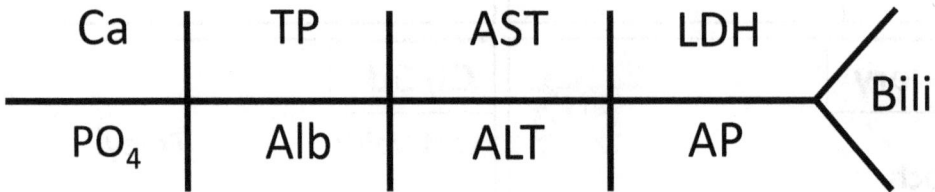

Ca	TP	AST	LDH
PO_4	Alb	ALT	AP

Bili

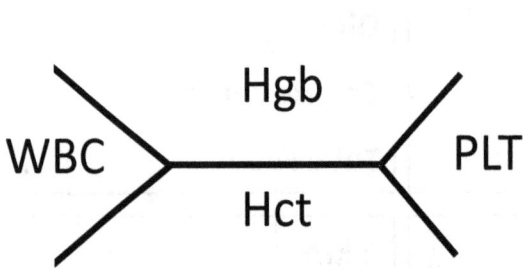

Hgb

WBC   PLT

Hct

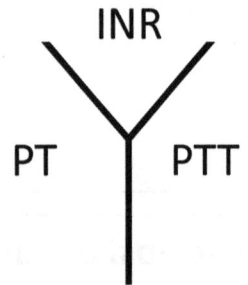

INR

PT   PTT

Test results: _____

_____

_____

Report: _____

_____

_____

_____

_____

Patient Medications

Name	Reason	Consideration	Time

✎ **Notes:**

Team: _____   Physician: _____

Phone: _____   Phone: _____

Name: _____   Room: _____

Age : _____   Admin Date: _____

Sex : _____   Diet: _____

Weight: _____

Fluids: _____
_____
_____

Restraints: _____
_____

Allergies: _____
_____
_____

PMH: _____
_____
_____

Restraints: _____
_____
_____

Line: _____
_____
_____

Tubes: _____
_____
_____

Drains : _____
_____
_____

Dressings : _____
_____
_____

Neuro

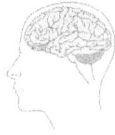

A/O_

RASS: _____

Sedation: _____

_____

Cardiac

Pulses: _____

VS: _____

Rhythm: _____

Tele: _____

Edema: _____

Respiratory

ETT/Trach

Vent: _____

_

GI/GU

Last Void: _____   Foley: _____

Last BM : _____   FMS : _____

Diet: _____

Calorie count: _____

Tube Feed: _____

Musculoskeletal

_____

_____

_____

_____

_____

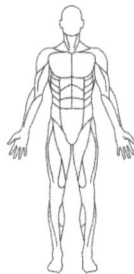

Skin

Braden: _____

P_ Pain:

Meds: _____

PCA: _____

Plan/ Notes

_____

_____

_____

_____

_____

Labs

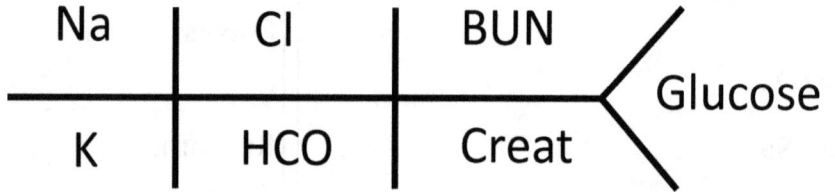

Na | Cl | BUN
K | HCO | Creat
Glucose

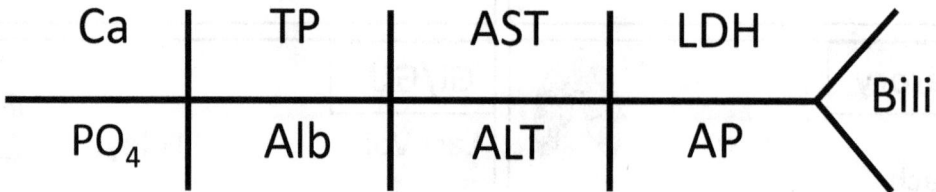

Ca | TP | AST | LDH
PO_4 | Alb | ALT | AP
Bili

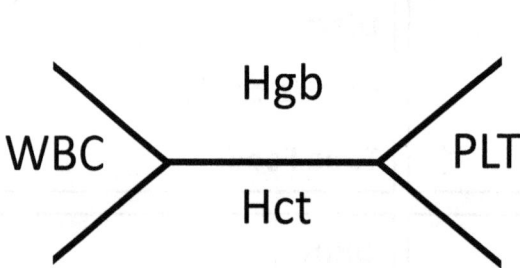

WBC
Hgb
Hct
PLT

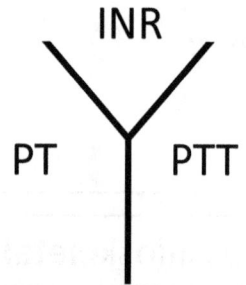

INR
PT | PTT

Test results:_____

_____

_____

Report:_____

_____

_____

_____

_____

Patient Medications

Name	Reason	Consideration	Time

Notes:
_____
_____
_____
_____
_____
_____
_____
_____
_____

Team: _____   Physician: _____

Phone: _____   Phone: _____

Name: _____   Room: _____

Age : _____   Admin Date: _____

Sex : _____   Diet: _____

Weight: _____   Allergies: _____

Fluids: _____   _____

_____   _____

_____   PMH: _____

Restraints: _____   _____

_____   _____

_____

Restraints: _____

_____

_____

Line: _____   Drains : _____

_____   _____

_____   _____

Tubes: _____   Dressings : _____

_____   _____

_____   _____

Neuro

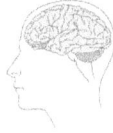

A/O_

RASS: _____

Sedation: _____

_____

Cardiac

Pulses: _____

VS: _____

Rhythm: _____

Tele: _____

Edema: _____

Respiratory

ETT/Trach

Vent: _____

GI/GU

Last Void: _____   Foley: _____

Last BM : _____   FMS : _____

Diet: _____

Calorie count: _____

Tube Feed: _____

Musculoskeletal

_____

_____

_____

_____

_____

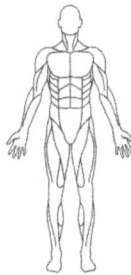

Skin

Braden: _____

P_ Pain:

Meds: _____

PCA: _____

Plan/ Notes

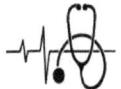

_____

_____

_____

_____

_____

Labs

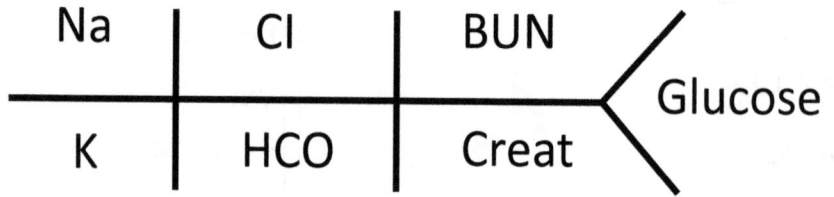

Na | Cl | BUN
K | HCO | Creat
Glucose

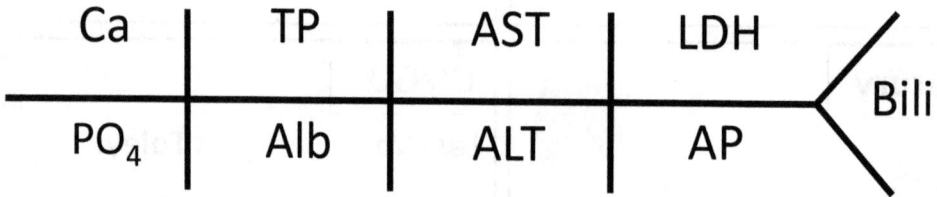

Ca | TP | AST | LDH
PO$_4$ | Alb | ALT | AP
Bili

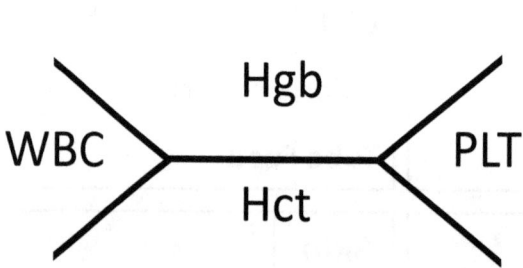

WBC
Hgb
Hct
PLT

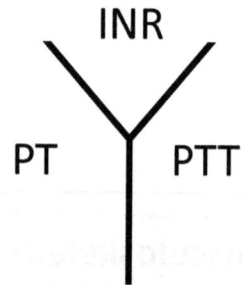

INR
PT | PTT

Test results:

Report:

Patient Medications

Name	Reason	Consideration	Time

Notes:

Team: _____   **Physician:** _____

Phone: _____   **Phone:** _____

Name: _____

Age : _____

Sex : _____

Room: _____

Admin Date: _____

Diet: _____

Weight: _____

Fluids: _____

_____

_____

Restraints: _____

_____

_____

Allergies: _____

_____

_____

PMH: _____

_____

_____

Restraints: _____

_____

_____

Line: _____

_____

_____

Tubes: _____

_____

_____

Drains : _____

_____

_____

Dressings : _____

_____

_____

Neuro

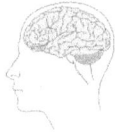

A/O_

RASS: _____

Sedation: _____

_____

Cardiac

Pulses: _____

VS: _____

Rhythm: _____

Tele: _____

Edema: _____

Respiratory

ETT/Trach

Vent: _____

GI/GU

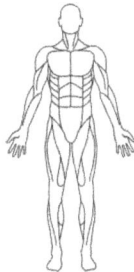

Last Void: _____   Foley: _____

Last BM : _____   FMS : _____

Diet: _____

Calorie count: _____

Tube Feed: _____

Musculoskeletal

_____
_____
_____
_____
_____

Skin

Braden: _____

P_ Pain:

Meds: _____

PCA: _____

Plan/ Notes

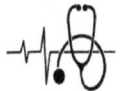

_____
_____
_____
_____

Labs

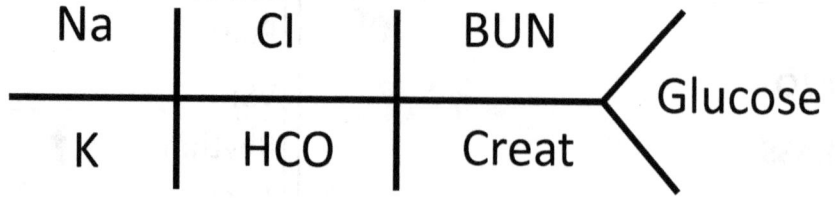

Na | Cl | BUN
K | HCO | Creat
Glucose

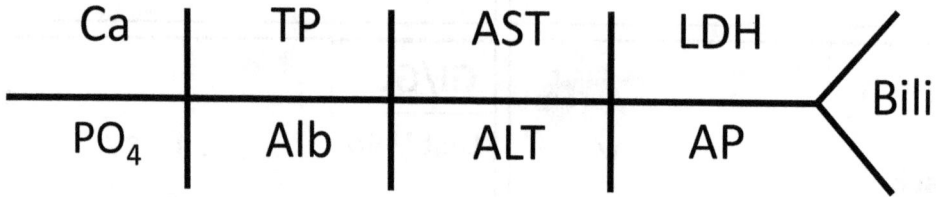

Ca | TP | AST | LDH
PO₄ | Alb | ALT | AP
Bili

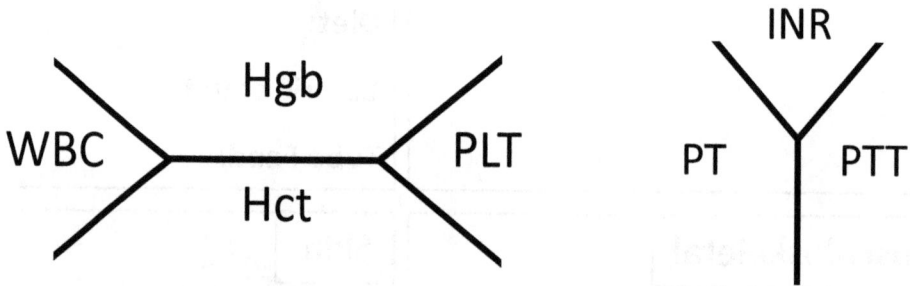

WBC — Hgb / Hct — PLT

INR
PT | PTT

Test results:_____

_____

_____

Report:_____

_____

_____

_____

_____

Patient Medications

Name	Reason	Consideration	Time

Notes:

Team: _____   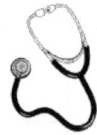   **Physician:** _____

Phone: _____   **Phone:** _____

Name: _____

Age : _____

Sex : _____

Room: _____

Admin Date: _____

Diet: _____

Weight: _____

Fluids: _____
_____
_____

Restraints: _____
_____
_____

Allergies: _____
_____
_____

PMH: _____
_____
_____

Restraints: _____
_____
_____

Line: _____
_____
_____

Tubes: _____
_____
_____

Drains : _____
_____
_____

Dressings : _____
_____
_____

Neuro

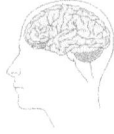

A/O—

RASS: _____

Sedation: _____

_____

Cardiac

Pulses: _____

VS: _____

Rhythm: _____

Tele: _____

Edema: _____

Respiratory

ETT/Trach

Vent: _____

GI/GU

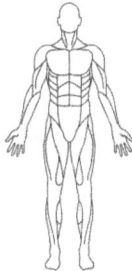

Last Void: _____ Foley: _____

Last BM : _____ FMS : _____

Diet: _____

Calorie count: _____

Tube Feed: _____

Musculoskeletal

_____
_____
_____
_____
_____

Skin

Braden: _____

P_ Pain:

Meds: _____

PCA: _____

Plan/ Notes

_____
_____
_____
_____
_____

Labs

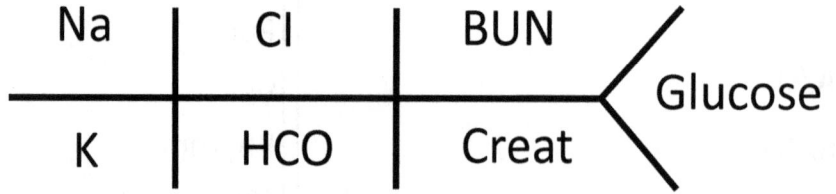

Na | Cl | BUN
K | HCO | Creat | Glucose

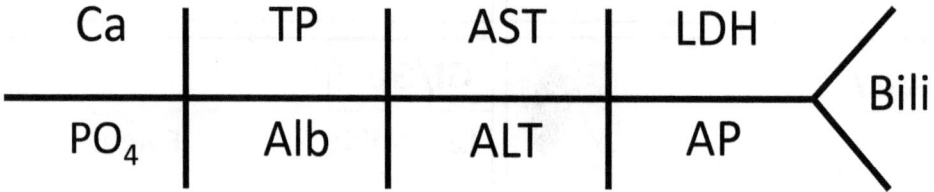

Ca | TP | AST | LDH
PO$_4$ | Alb | ALT | AP | Bili

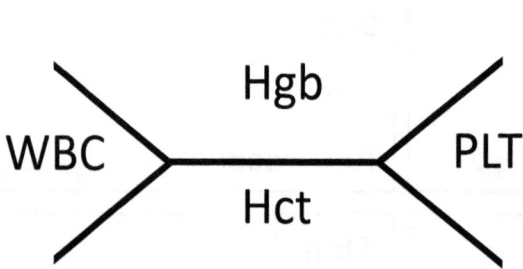

Hgb
WBC   PLT
Hct

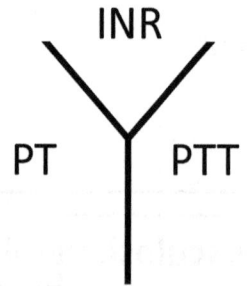

INR
PT   PTT

Test results: _____

_____

_____

Report: _____

_____

_____

_____

Patient Medications

Name	Reason	Consideration	Time

Notes:

Team: _____   Physician: _____

Phone: _____   Phone: _____

Name: _____   Room: _____

Age : _____   Admin Date: _____

Sex : _____   Diet: _____

Weight: _____   Allergies: _____
_____
Fluids: _____
_____
_____
_____   PMH: _____
_____
Restraints: _____
_____   _____
_____
_____

Restraints: _____
_____
_____

Line: _____   Drains : _____
_____   _____
_____   _____
Tubes: _____   Dressings : _____
_____   _____
_____   _____

Neuro

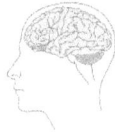

A/O–
RASS: _____

Sedation: _____

_____

Cardiac

Pulses: _____
VS: _____
Rhythm: _____
Tele: _____
Edema: _____

Respiratory

ETT/Trach

Vent: _____

GI/GU

Last Void: _____   Foley: _____

Last BM : _____   FMS : _____

Diet: _____

Calorie count: _____

Tube Feed: _____

Musculoskeletal

_____
_____
_____
_____

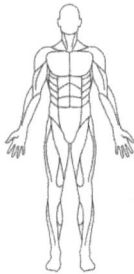

Skin

Braden: _____

P_ Pain:

Meds: _____

PCA: _____

Plan/ Notes

_____
_____
_____
_____
_____

Labs

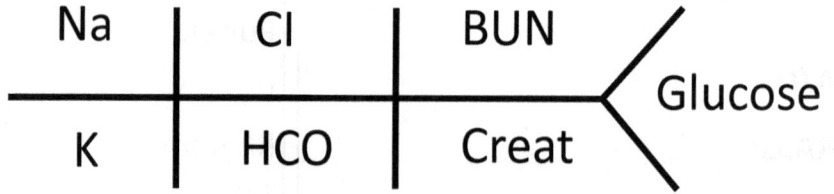

Na | Cl | BUN
K | HCO | Creat
Glucose

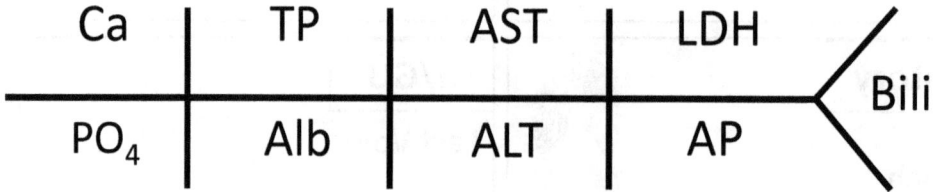

Ca | TP | AST | LDH
PO_4 | Alb | ALT | AP
Bili

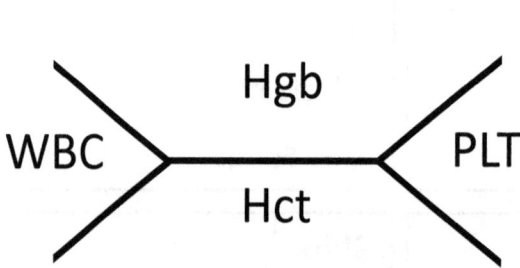

Hgb
WBC ⟨ ⟩ PLT
Hct

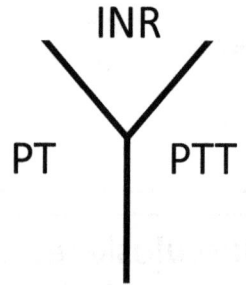

INR
PT ∨ PTT

Test results:_____

_____

_____

Report:_____

_____

_____

_____

_____

Patient Medications

Name	Reason	Consideration	Time

Notes:

Team: _____

Physician: _____

Phone: _____

Phone: _____

Name: _____

Age : _____

Sex : _____

Room: _____

Admin Date: _____

Diet: _____

Weight: _____

Fluids: _____

_____

_____

Restraints: _____

_____

_____

Allergies: _____

_____

_____

PMH: _____

_____

_____

Restraints: _____

_____

_____

Line: _____

_____

_____

Tubes: _____

_____

_____

Drains : _____

_____

_____

Dressings : _____

_____

_____

Neuro

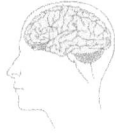

A/O–

RASS: _____

Sedation: _____

_____

Cardiac

Pulses: _____

VS: _____

Rhythm: _____

Tele: _____

Edema: _____

Respiratory

ETT/Trach

Vent: _____

GI/GU

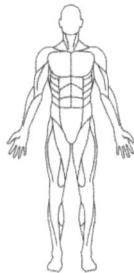

Last Void: _____   Foley: _____

Last BM : _____   FMS : _____

Diet: _____

Calorie count: _____

Tube Feed: _____

Musculoskeletal

_____

_____

_____

_____

_____

Skin

Braden: _____

P_ Pain:

Meds: _____

PCA: _____

Plan/ Notes

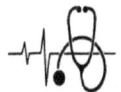

_____

_____

_____

_____

_____

Labs

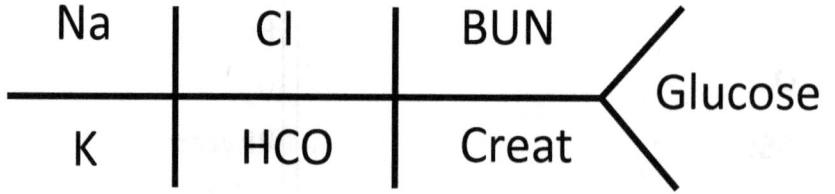

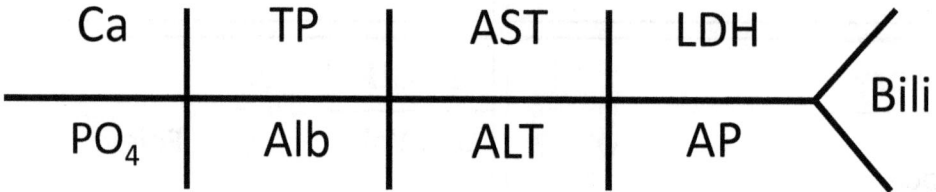

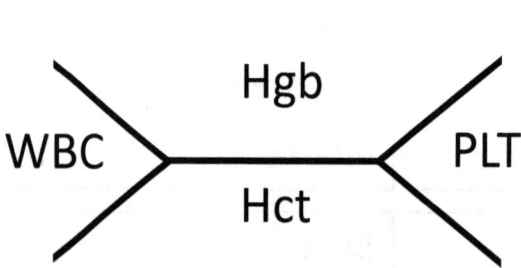

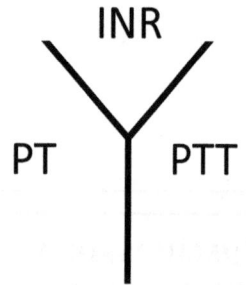

Test results: _____

_____

_____

_____

Report: _____

_____

_____

_____

_____

Patient Medications

Name	Reason	Consideration	Time

Notes: _____
_____
_____
_____
_____
_____
_____
_____
_____
_____
_____

Team: _____ **Physician:** _____

Phone: _____ **Phone:** _____

Name: _____ **Room:** _____

Age : _____ **Admin Date:** _____

Sex : _____ **Diet:** _____

Weight: _____

Fluids: _____

_____

_____

Restraints: _____

_____

_____

Allergies: _____

_____

_____

PMH: _____

_____

_____

Restraints: _____

_____

_____

Line: _____

_____

_____

Tubes: _____

_____

_____

Drains : _____

_____

_____

Dressings : _____

_____

_____

Neuro

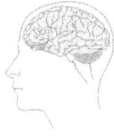

A/O_

RASS: _____

Sedation: _____

_____

Cardiac

Pulses: _____

VS: _____

Rhythm: _____

Tele: _____

Edema: _____

Respiratory

ETT/Trach

Vent: _____

GI/GU

Last Void: _____ Foley: _____

Last BM : _____ FMS : _____

Diet: _____

Calorie count: _____

Tube Feed: _____

Musculoskeletal

_____

_____

_____

_____

_____

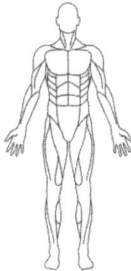

Skin

Braden: _____

P_ Pain:

Meds: _____

PCA: _____

Plan/ Notes

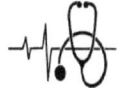

_____

_____

_____

_____

_____

Labs

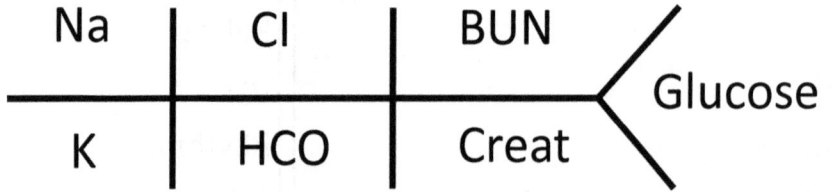

Na | Cl | BUN | Glucose
K | HCO | Creat

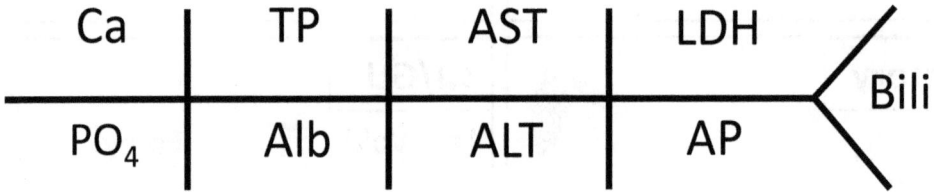

Ca | TP | AST | LDH | Bili
PO$_4$ | Alb | ALT | AP

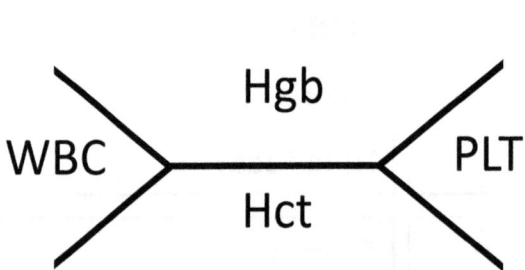

WBC — Hgb / Hct — PLT

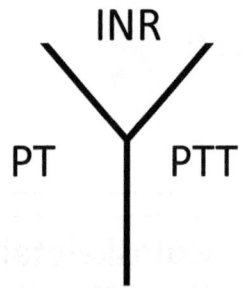

INR
PT — PTT

Test results: _____

_____

_____

Report: _____

_____

_____

_____

_____

Patient Medications

Name	Reason	Consideration	Time

Notes:

Team: _____   Physician: _____

Phone: _____   Phone: _____

Name: _____

Age : _____

Sex : _____

Room: _____

Admin Date: _____

Diet: _____

Weight: _____

Fluids: _____

_____

_____

Restraints: _____

_____

_____

Allergies: _____

_____

_____

PMH: _____

_____

_____

Restraints: _____

_____

_____

Line: _____

_____

_____

Tubes: _____

_____

_____

Drains : _____

_____

_____

Dressings : _____

_____

_____

Neuro

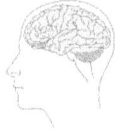

A/O—

RASS: _____

Sedation: _____

_____

Cardiac

Pulses: _____

VS: _____

Rhythm: _____

Tele: _____

Edema: _____

Respiratory

ETT/Trach

Vent: _____

GI/GU

Last Void: _____   Foley: _____

Last BM : _____   FMS : _____

Diet: _____

Calorie count: _____

Tube Feed: _____

Musculoskeletal

_____

_____

_____

_____

_____

Skin

Braden: _____

P_ Pain:

Meds: _____

PCA: _____

Plan/ Notes

_____

_____

_____

_____

_____

Labs

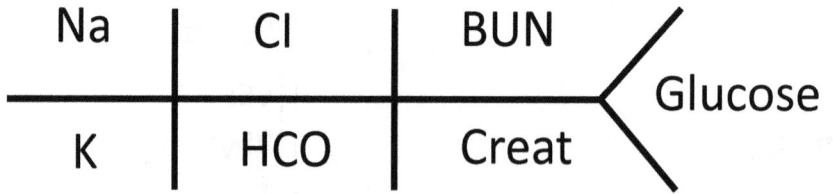

Na	Cl	BUN	
K	HCO	Creat	Glucose

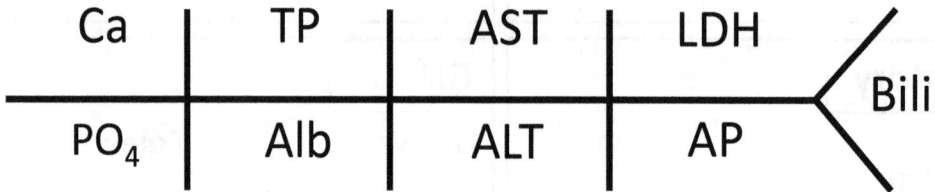

Ca	TP	AST	LDH	
PO$_4$	Alb	ALT	AP	Bili

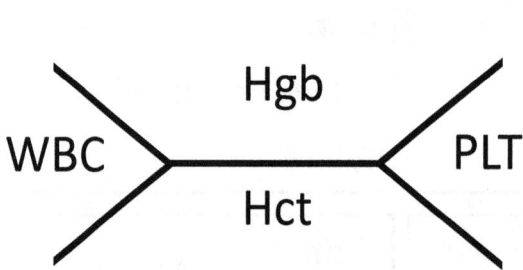

WBC — Hgb — Hct — PLT

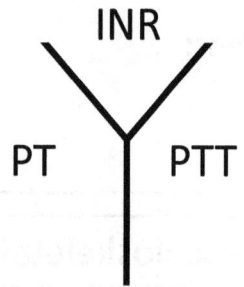

PT — INR — PTT

Test results: _____
_____
_____

Report: _____
_____
_____
_____
_____

Patient Medications

Name	Reason	Consideration	Time

Notes:

Team: _____

Physician: _____

Phone: _____

Phone: _____

Name: _____

Age : _____

Sex : _____

Room: _____

Admin Date: _____

Diet: _____

Weight: _____

Fluids: _____

_____

_____

Restraints: _____

_____

_____

Allergies: _____

_____

_____

PMH: _____

_____

_____

Restraints: _____

_____

_____

Line: _____

_____

_____

Tubes: _____

_____

_____

Drains : _____

_____

_____

Dressings : _____

_____

_____

Neuro

A/O—

RASS: _____

Sedation: _____

_____

Cardiac

Pulses: _____

VS: _____

Rhythm: _____

Tele: _____

Edema: _____

Respiratory

ETT/Trach

Vent: _____

—

GI/GU

Last Void: _____ Foley: _____

Last BM : _____ FMS : _____

Diet: _____

Calorie count: _____

Tube Feed: _____

Musculoskeletal

_____

_____

_____

_____

_____

Skin

Braden: _____

P_ Pain:

Meds: _____

PCA: _____

Plan/ Notes

_____

_____

_____

_____

_____

Labs

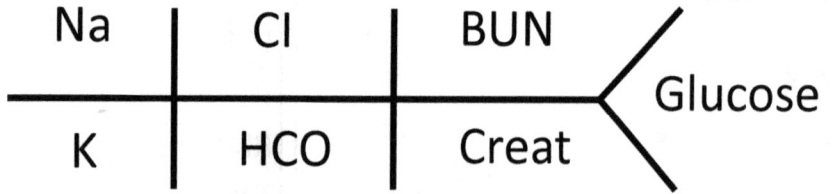

Na | Cl | BUN
K | HCO | Creat
Glucose

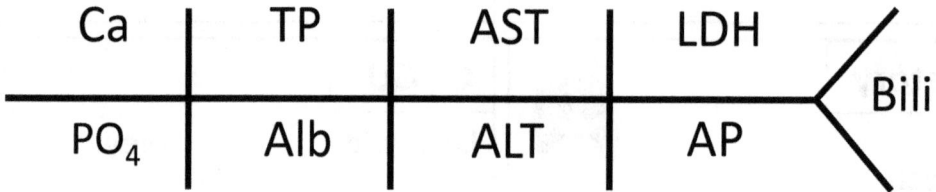

Ca | TP | AST | LDH
PO_4 | Alb | ALT | AP
Bili

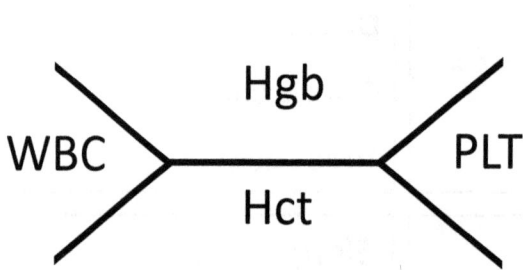

WBC — Hgb / Hct — PLT

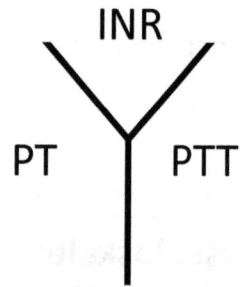

INR
PT | PTT

Test results:_____

_____

_____

Report:_____

_____

_____

_____

_____

Patient Medications

Name	Reason	Consideration	Time

✎ **Notes:**

Team: _____

Phone: _____

Physician: _____

Phone: _____

Name: _____

Age : _____

Sex : _____

Room: _____

Admin Date: _____

Diet: _____

Weight: _____

Fluids: _____

_____

_____

Restraints: _____

_____

_____

Allergies: _____

_____

_____

PMH: _____

_____

_____

Restraints: _____

_____

_____

Line: _____

_____

_____

Tubes: _____

_____

_____

Drains : _____

_____

_____

Dressings : _____

_____

_____

Neuro

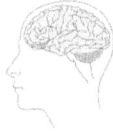

A/O_

RASS: _____

Sedation: _____

_____

Cardiac

Pulses: _____

VS: _____

Rhythm: _____

Tele: _____

Edema: _____

Respiratory

ETT/Trach

Vent: _____

_

GI/GU

Last Void: _____   Foley: _____

Last BM : _____   FMS : _____

Diet: _____

Calorie count: _____

Tube Feed: _____

Musculoskeletal

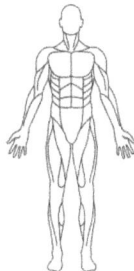

_____

_____

_____

_____

Skin

Braden: _____

P_ Pain:

Meds: _____

PCA: _____

Plan/ Notes

_____

_____

_____

_____

_____

Labs

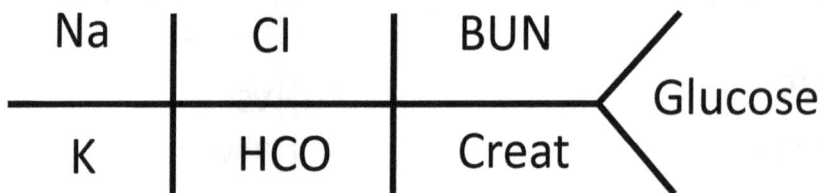

Na | Cl | BUN
K | HCO | Creat
Glucose

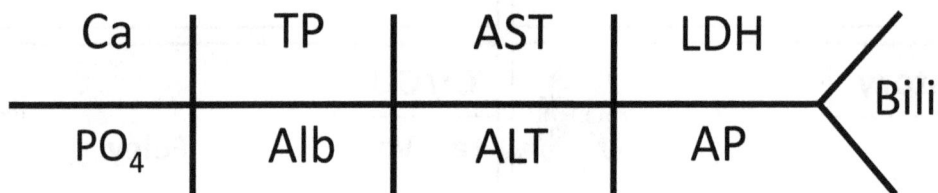

Ca | TP | AST | LDH
PO_4 | Alb | ALT | AP
Bili

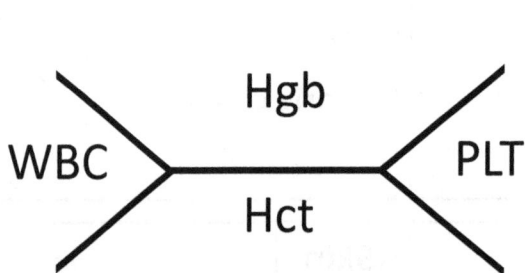

Hgb
WBC
Hct
PLT

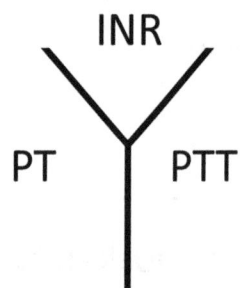

INR
PT | PTT

Test results:_____

_____

_____

Report:_____

_____

_____

_____

_____

Patient Medications

Name	Reason	Consideration	Time

Notes:

Team: _____

Physician: _____

Phone: _____

Phone: _____

Name: _____

Age : _____

Sex : _____

Room: _____

Admin Date: _____

Diet: _____

Weight: _____

Fluids: _____

_____

_____

Restraints: _____

_____

_____

Allergies: _____

_____

_____

PMH: _____

_____

_____

Restraints: _____

_____

_____

Line: _____

_____

_____

Tubes: _____

_____

_____

Drains : _____

_____

_____

Dressings : _____

_____

_____

Neuro

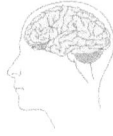

A/O_

RASS: _____

Sedation: _____

_____

Cardiac

Pulses: _____

VS: _____

Rhythm: _____

Tele: _____

Edema: _____

Respiratory

ETT/Trach

Vent: _____

_

GI/GU

Last Void: _____ Foley: _____

Last BM : _____ FMS : _____

Diet: _____

Calorie count: _____

Tube Feed: _____

Musculoskeletal

_____
_____
_____
_____
_____

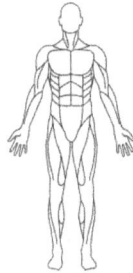

Skin

Braden: _____

P_ Pain:

Meds: _____

PCA: _____

Plan/ Notes

_____
_____
_____
_____
_____

Labs

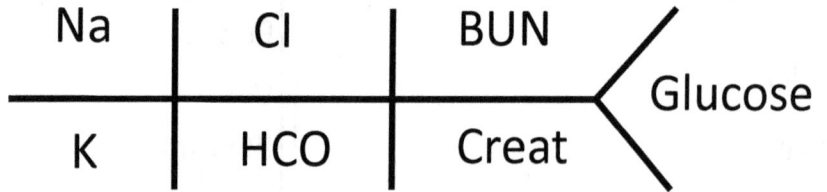

Na	Cl	BUN
K	HCO	Creat

Glucose

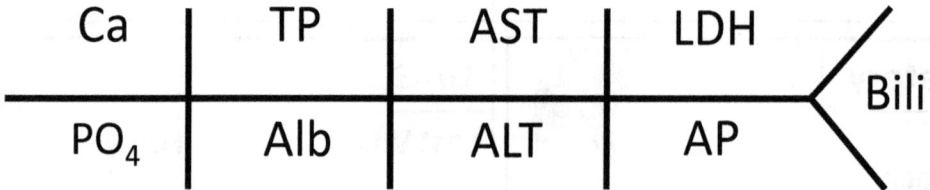

Ca	TP	AST	LDH
PO$_4$	Alb	ALT	AP

Bili

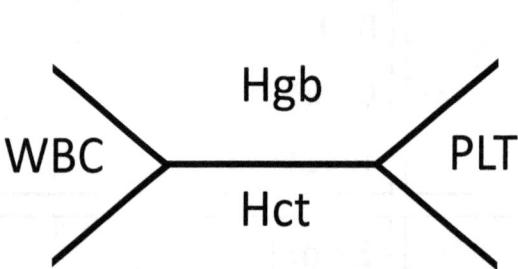

Hgb

WBC

PLT

Hct

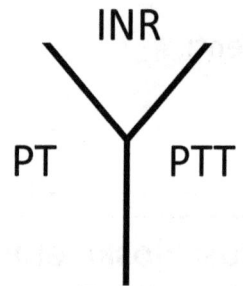

INR

PT   PTT

Test results:_____
_____
_____

Report:_____
_____
_____
_____
_____

Patient Medications

Name	Reason	Consideration	Time

Notes:

Team: _____

Physician: _____

Phone: _____

Phone: _____

Name: _____

Room: _____

Age : _____

Admin Date: _____

Sex : _____

Diet: _____

Weight: _____

Fluids: _____

_____

_____

Allergies: _____

_____

_____

PMH: _____

Restraints: _____

_____

_____

_____

_____

Restraints: _____

_____

_____

Line: _____

_____

_____

Tubes: _____

_____

_____

Drains : _____

_____

_____

Dressings : _____

_____

_____

Neuro

A/O_

RASS: _____

Sedation: _____

_____

Cardiac

Pulses: _____

VS: _____

Rhythm: _____

Tele: _____

Edema: _____

Respiratory

ETT/Trach

Vent: _____

_

GI/GU

Last Void: _____   Foley: _____

Last BM : _____   FMS : _____

Diet: _____

Calorie count: _____

Tube Feed: _____

Musculoskeletal

_____

_____

_____

_____

_____

Skin

Braden: _____

P_ Pain:

Meds: _____

PCA: _____

Plan/ Notes

_____

_____

_____

_____

_____

Labs

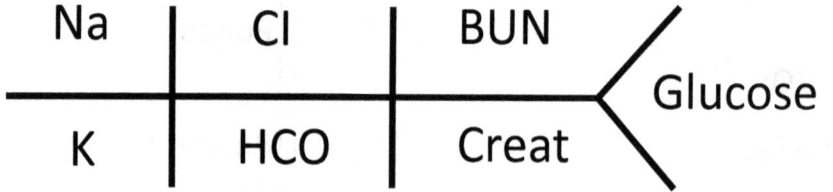

Na | Cl | BUN
K | HCO | Creat
Glucose

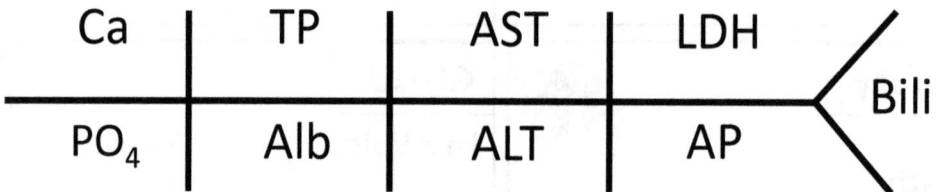

Ca | TP | AST | LDH
PO_4 | Alb | ALT | AP
Bili

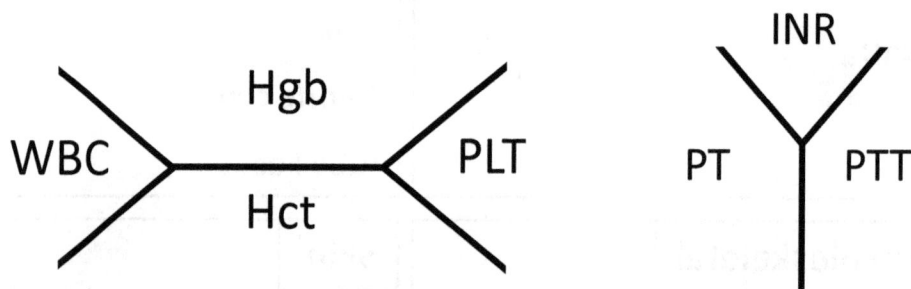

Hgb
WBC — Hct — PLT

INR
PT — PTT

Test results:_____

_____

_____

Report:_____

_____

_____

_____

_____

Patient Medications

Name	Reason	Consideration	Time

Notes:

Team: _____   **Physician:** _____

Phone: _____   **Phone:** _____

Name: _____

Age : _____

Sex : _____

Room: _____

Admin Date: _____

Diet: _____

Weight: _____

Fluids: _____

_____

_____

Restraints: _____

_____

_____

Allergies: _____

_____

_____

PMH: _____

_____

_____

Restraints: _____

_____

_____

_____

Line: _____

_____

_____

Tubes: _____

_____

_____

Drains : _____

_____

_____

Dressings : _____

_____

_____

Neuro

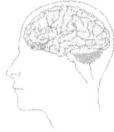

A/O_

RASS: _____

Sedation: _____

_____

Cardiac

Pulses: _____

VS: _____

Rhythm: _____

Tele: _____

Edema: _____

Respiratory

ETT/Trach

Vent: _____

_

GI/GU

Last Void: _____   Foley: _____

Last BM : _____   FMS : _____

Diet: _____

Calorie count: _____

Tube Feed: _____

Musculoskeletal

_____

_____

_____

_____

_____

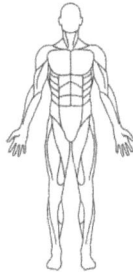

Skin

Braden: _____

P_ Pain:

Meds: _____

PCA: _____

Plan/ Notes

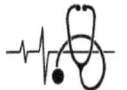

_____

_____

_____

_____

_____

Labs

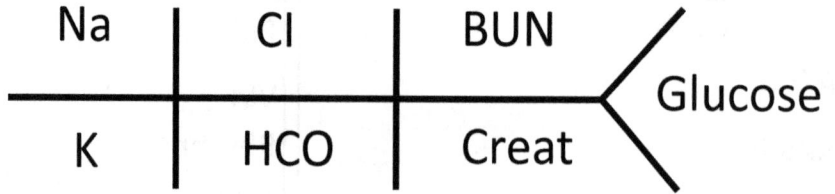

Na | Cl | BUN
K | HCO | Creat
Glucose

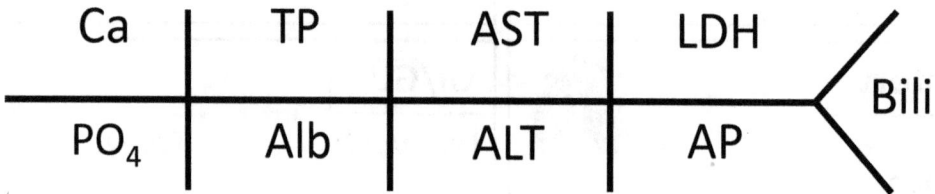

Ca | TP | AST | LDH
PO_4 | Alb | ALT | AP
Bili

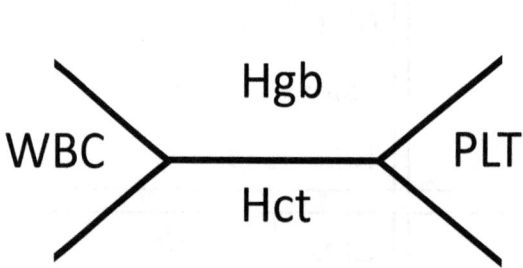

WBC
Hgb
Hct
PLT

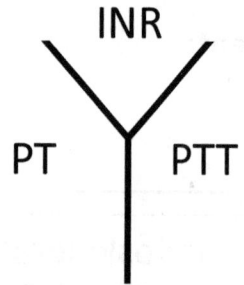

INR
PT | PTT

Test results:

_____

_____

_____

Report:

_____

_____

_____

_____

Patient Medications

Name	Reason	Consideration	Time

Notes:

Team: _____

Physician: _____

Phone: _____

Phone: _____

Name: _____

Age : _____

Sex : _____

Room: _____

Admin Date: _____

Diet: _____

Weight: _____

Fluids: _____
_____
_____

Restraints: _____
_____
_____

Allergies: _____
_____
_____

PMH: _____
_____
_____

Restraints: _____
_____
_____

Line: _____
_____
_____

Tubes: _____
_____
_____

Drains : _____
_____
_____

Dressings : _____
_____
_____

Neuro

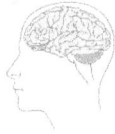

A/O_

RASS: _____

Sedation: _____

_____

Cardiac

Pulses: _____

VS: _____

Rhythm: _____

Tele: _____

Edema: _____

Respiratory

ETT/Trach

Vent: _____

_____

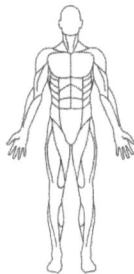

GI/GU

Last Void: _____ Foley: _____

Last BM : _____ FMS : _____

Diet: _____

Calorie count: _____

Tube Feed: _____

Musculoskeletal

_____

_____

_____

_____

_____

Skin

Braden: _____

P_ Pain:

Meds: _____

PCA: _____

Plan/ Notes

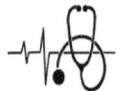

_____

_____

_____

_____

_____

_____

Labs

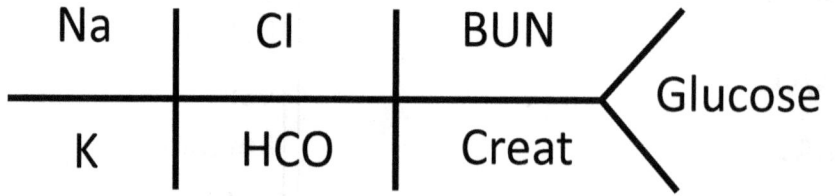

Na | Cl | BUN
K | HCO | Creat | Glucose

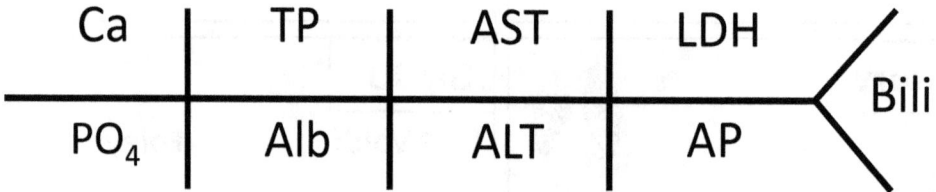

Ca | TP | AST | LDH
PO$_4$ | Alb | ALT | AP | Bili

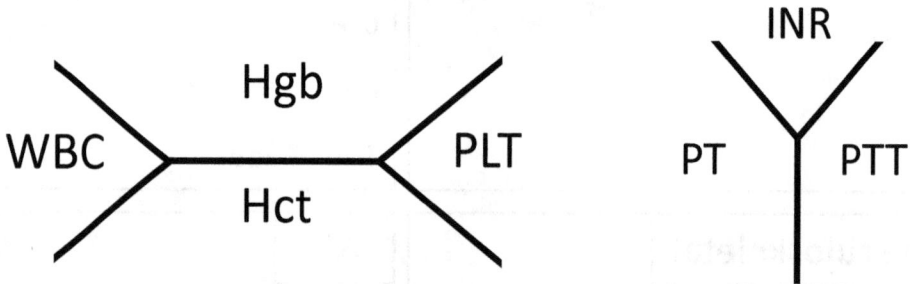

Hgb
WBC | PLT
Hct

INR
PT | PTT

Test results:_____

_____

_____

Report:_____

_____

_____

_____

_____

Patient Medications

Name	Reason	Consideration	Time

Notes:

Team: _____

Physician: _____

Phone: _____

Phone: _____

Name: _____

Age : _____

Sex : _____

Room: _____

Admin Date: _____

Diet: _____

Weight: _____

Fluids: _____

_____

_____

Restraints: _____

_____

_____

Allergies: _____

_____

_____

PMH: _____

_____

_____

Restraints: _____

_____

_____

Line: _____

_____

_____

Tubes: _____

_____

_____

Drains : _____

_____

_____

Dressings : _____

_____

_____

Neuro

A/O_

RASS: _____

Sedation: _____

_____

Cardiac

Pulses: _____

VS: _____

Rhythm: _____

Tele: _____

Edema: _____

Respiratory

ETT/Trach

Vent: _____

_

GI/GU

Last Void: _____ Foley: _____

Last BM : _____ FMS : _____

Diet: _____

Calorie count: _____

Tube Feed: _____

Musculoskeletal

_____
_____
_____
_____
_____

Skin

Braden: _____

P_ Pain:

Meds: _____

PCA: _____

Plan/ Notes

_____
_____
_____
_____
_____

Labs

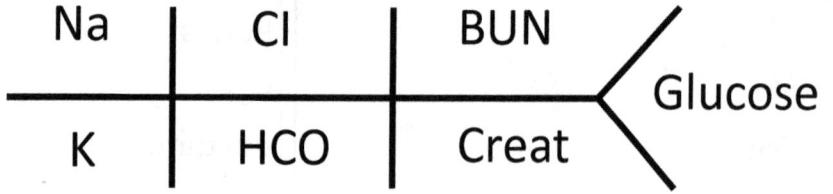

Na | Cl | BUN
K | HCO | Creat
Glucose

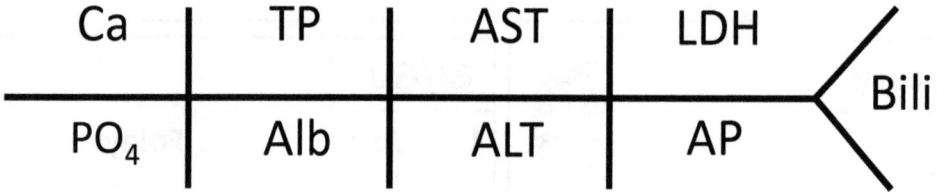

Ca | TP | AST | LDH
PO$_4$ | Alb | ALT | AP
Bili

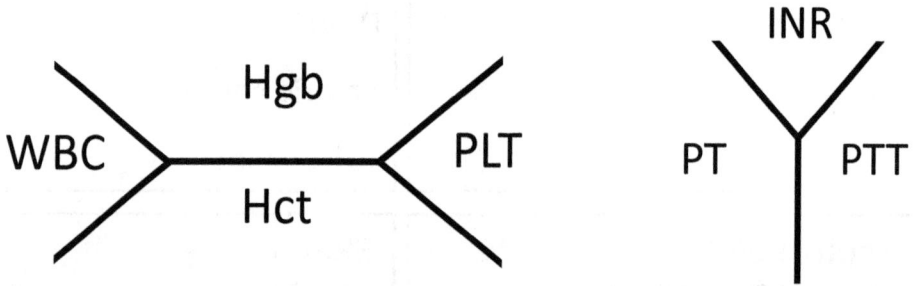

WBC
Hgb
Hct
PLT

INR
PT   PTT

Test results:_____

_____

_____

Report:_____

_____

_____

_____

_____

Patient Medications

Name	Reason	Consideration	Time

Notes:

Team: _____

Physician: _____

Phone: _____

Phone: _____

Name: _____

Age : _____

Sex : _____

Room: _____

Admin Date: _____

Diet: _____

Weight: _____

Fluids: _____

_____

_____

Restraints: _____

_____

_____

Allergies: _____

_____

_____

PMH: _____

_____

_____

Restraints: _____

_____

_____

Line: _____

_____

_____

Tubes: _____

_____

_____

Drains : _____

_____

_____

Dressings : _____

_____

_____

Neuro

A/O_

RASS: _____

Sedation: _____

_____

Cardiac

Pulses: _____

VS: _____

Rhythm: _____

Tele: _____

Edema: _____

Respiratory

ETT/Trach

Vent: _____

GI/GU

Last Void: _____   Foley: _____

Last BM : _____   FMS : _____

Diet: _____

Calorie count: _____

Tube Feed: _____

Musculoskeletal

_____

_____

_____

_____

_____

Skin

Braden: _____

P_ Pain:

Meds: _____

PCA: _____

Plan/ Notes

_____

_____

_____

_____

_____

Labs

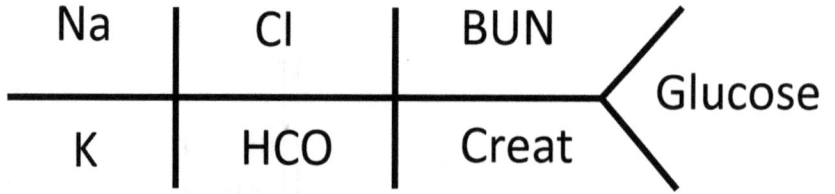

Na | Cl | BUN
K | HCO | Creat
Glucose

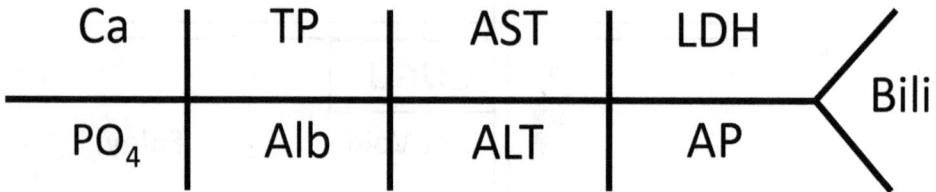

Ca | TP | AST | LDH
PO$_4$ | Alb | ALT | AP
Bili

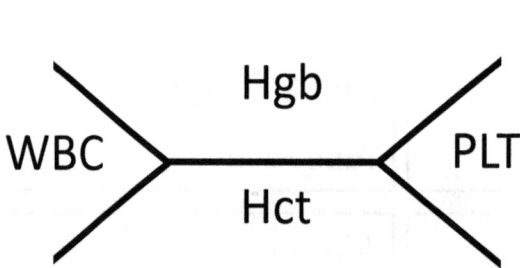

WBC | Hgb | PLT
Hct

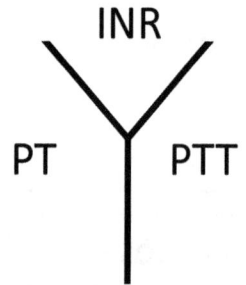

INR
PT | PTT

Test results:

Report:

Patient Medications

Name	Reason	Consideration	Time

Notes:

Team: _____

Physician: _____

Phone: _____

Phone: _____

Name: _____

Age : _____

Sex : _____

Room: _____

Admin Date: _____

Diet: _____

Weight: _____

Fluids: _____

_____

_____

Restraints: _____

_____

_____

Allergies: _____

_____

_____

PMH: _____

_____

_____

Restraints: _____

_____

_____

Line: _____

_____

_____

Tubes: _____

_____

_____

Drains : _____

_____

_____

Dressings : _____

_____

_____

Neuro

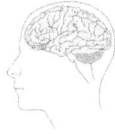

A/O_

RASS: _____

Sedation: _____

_____

Cardiac

Pulses: _____

VS: _____

Rhythm: _____

Tele: _____

Edema: _____

Respiratory

ETT/Trach

Vent: _____

GI/GU

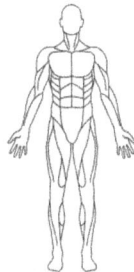

Last Void:_____   Foley:_____

Last BM : _____   FMS : _____

Diet:_____

Calorie count: _____

Tube Feed: _____

Musculoskeletal

_____

_____

_____

_____

_____

Skin

Braden: _____

P_ Pain:

Meds: _____

PCA: _____

Plan/ Notes

_____

_____

_____

_____

_____

Labs

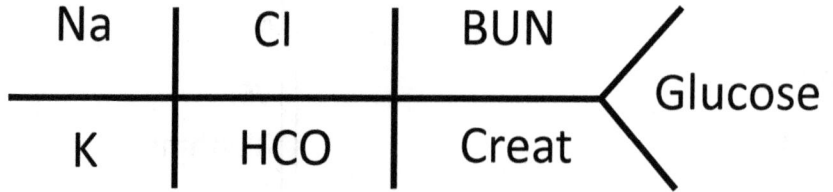

Na | Cl | BUN
K | HCO | Creat
Glucose

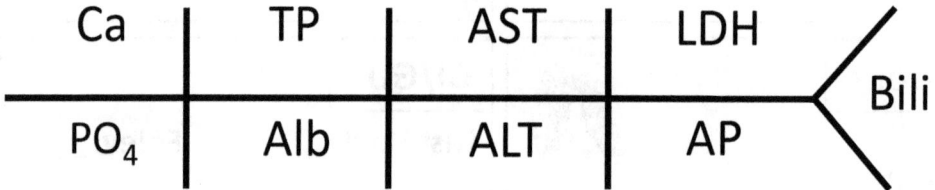

Ca | TP | AST | LDH
PO$_4$ | Alb | ALT | AP
Bili

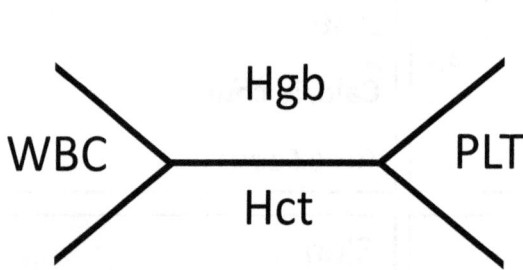

WBC
Hgb
Hct
PLT

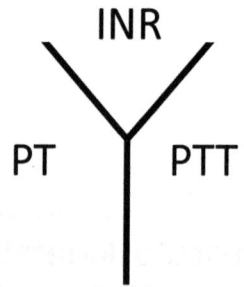

INR
PT | PTT

Test results: _____

_____

_____

Report: _____

_____

_____

_____

_____

Patient Medications

Name	Reason	Consideration	Time

Notes:

Team: _____ 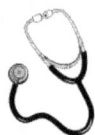 **Physician:** _____

Phone: _____ **Phone:** _____

Name: _____

Age : _____

Sex : _____

Room: _____

Admin Date: _____

Diet: _____

Weight: _____

Fluids: _____

_____

_____

Restraints: _____

_____

_____

Allergies: _____

_____

_____

PMH: _____

_____

_____

Restraints: _____

_____

_____

Line: _____

_____

_____

Tubes: _____

_____

_____

Drains : _____

_____

_____

Dressings : _____

_____

_____

Neuro

A/O_

RASS: _____

Sedation: _____

_____

Cardiac

Pulses: _____

VS: _____

Rhythm: _____

Tele: _____

Edema: _____

Respiratory

ETT/Trach

Vent: _____

_

GI/GU

Last Void: _____   Foley: _____

Last BM : _____   FMS : _____

Diet: _____

Calorie count: _____

Tube Feed: _____

Musculoskeletal

_____

_____

_____

_____

_____

Skin

Braden: _____

P_ Pain:

Meds: _____

PCA: _____

Plan/ Notes

_____

_____

_____

_____

_____

_____

Labs

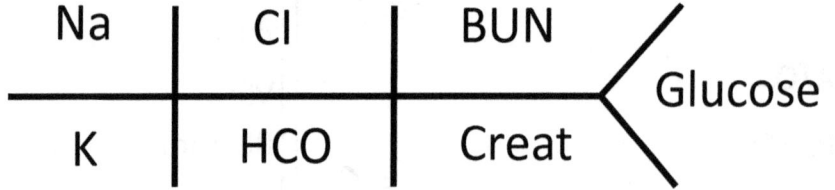

Na | Cl | BUN
K | HCO | Creat
Glucose

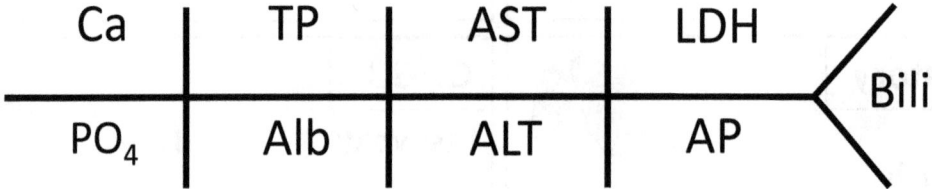

Ca | TP | AST | LDH
PO_4 | Alb | ALT | AP
Bili

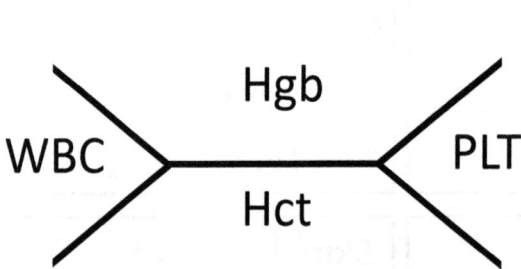

WBC — Hgb / Hct — PLT

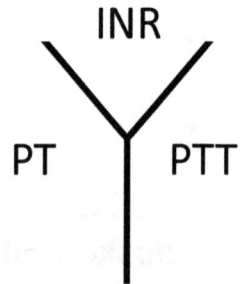

INR
PT — PTT

Test results:_____

_____

_____

Report:_____

_____

_____

_____

_____

Patient Medications

Name	Reason	Consideration	Time

✎ **Notes:**

Team: _____ 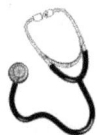 Physician: _____

Phone: _____ Phone: _____

Name: _____

Age : _____

Sex : _____

Room: _____

Admin Date: _____

Diet: _____

Weight: _____

Fluids: _____

_____

_____

Restraints: _____

_____

_____

Allergies: _____

_____

_____

PMH: _____

_____

_____

Restraints: _____

_____

_____

Line: _____

_____

_____

Tubes: _____

_____

_____

Drains : _____

_____

_____

Dressings : _____

_____

_____

Neuro

A/O_

RASS: _____

Sedation: _____

_____

Cardiac

Pulses: _____

VS: _____

Rhythm: _____

Tele: _____

Edema: _____

Respiratory

ETT/Trach

Vent: _____

GI/GU

Last Void: _____   Foley: _____

Last BM : _____   FMS : _____

Diet: _____

Calorie count: _____

Tube Feed: _____

Musculoskeletal

_____

_____

_____

_____

_____

Skin

Braden: _____

P_ Pain:

Meds: _____

PCA: _____

Plan/ Notes

_____

_____

_____

_____

_____

Labs

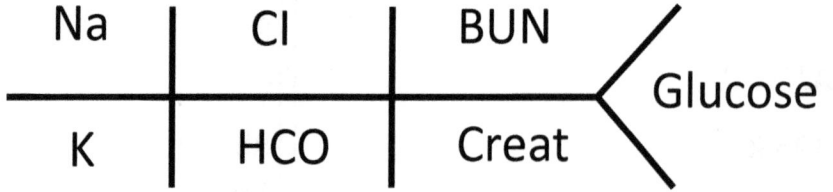

Na | Cl | BUN
K | HCO | Creat
Glucose

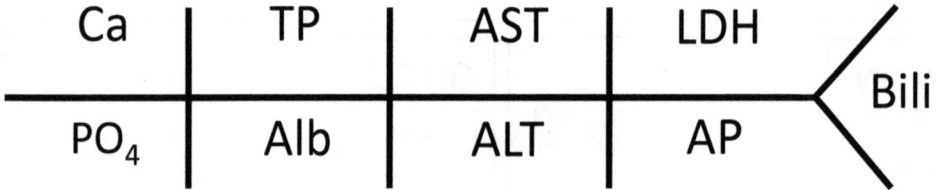

Ca | TP | AST | LDH
PO_4 | Alb | ALT | AP
Bili

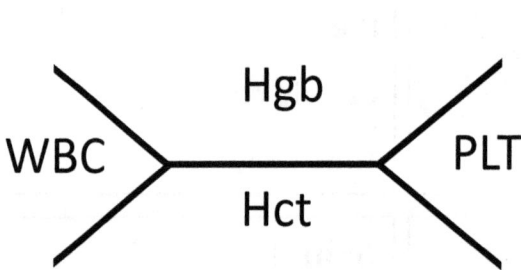

WBC | Hgb | PLT
Hct

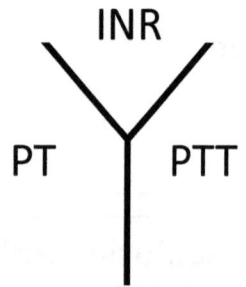

INR
PT | PTT

Test results:

Report:

Patient Medications

Name	Reason	Consideration	Time

Notes: _____

_____

_____

_____

_____

_____

_____

_____

_____

_____

Team: _____

Physician: _____

Phone: _____

Phone: _____

Name: _____

Age : _____

Sex : _____

Room: _____

Admin Date: _____

Diet: _____

Weight: _____

Fluids: _____

_____

_____

Restraints: _____

_____

_____

Allergies: _____

_____

_____

PMH: _____

_____

_____

Restraints: _____

_____

_____

Line: _____

_____

_____

Tubes: _____

_____

_____

Drains : _____

_____

_____

Dressings : _____

_____

_____

Neuro

A/O_

RASS: _____

Sedation: _____

_____

Cardiac

Pulses: _____

VS: _____

Rhythm: _____

Tele: _____

Edema: _____

Respiratory

ETT/Trach

Vent: _____

_

GI/GU

Last Void:_____   Foley:_____

Last BM : _____   FMS : _____

Diet:_____

Calorie count: _____

Tube Feed: _____

Musculoskeletal

_____

_____

_____

_____

_____

Skin

Braden: _____

P_ Pain:

Meds: _____

PCA: _____

Plan/ Notes

_____

_____

_____

_____

_____

Labs

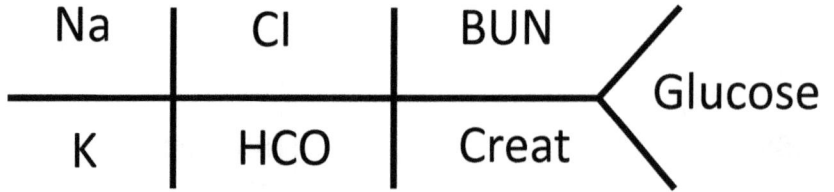

	Na		Cl		BUN	
	K		HCO		Creat	Glucose

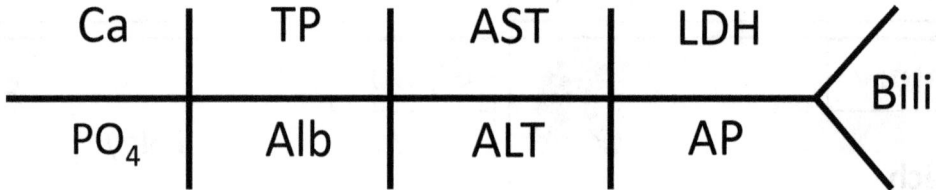

Ca		TP		AST		LDH	
PO$_4$		Alb		ALT		AP	Bili

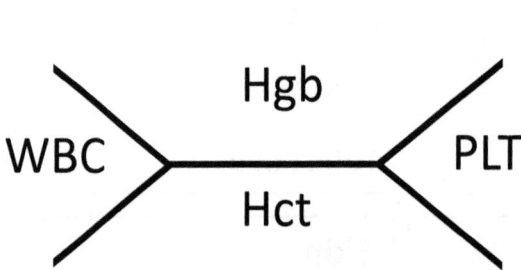

WBC — Hgb / Hct — PLT

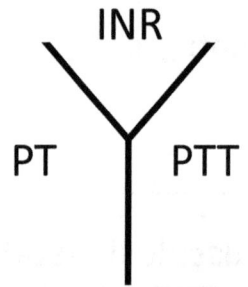

INR / PT PTT

Test results: _____

_____

_____

Report: _____

_____

_____

_____

_____

Patient Medications

Name	Reason	Consideration	Time

✎ Notes:_____
_____
_____
_____
_____
_____
_____
_____
_____
_____

Team: _____

Physician: _____

Phone: _____

Phone: _____

Name: _____

Age : _____

Sex : _____

Room: _____

Admin Date: _____

Diet: _____

Weight: _____

Fluids: _____
_____
_____

Restraints: _____
_____
_____

Allergies: _____
_____
_____

PMH: _____
_____
_____

Restraints: _____
_____
_____

Line: _____
_____
_____

Tubes: _____
_____
_____

Drains : _____
_____
_____

Dressings : _____
_____
_____

Neuro

A/O–

RASS: _____

Sedation: _____

_____

Cardiac

Pulses: _____

VS: _____

Rhythm: _____

Tele: _____

Edema: _____

Respiratory

ETT/Trach

Vent: _____

GI/GU

Last Void: _____   Foley: _____

Last BM : _____   FMS : _____

Diet: _____

Calorie count: _____

Tube Feed: _____

Musculoskeletal

Skin

Braden: _____

P_ Pain:

Meds: _____

PCA: _____

Plan/ Notes

Labs

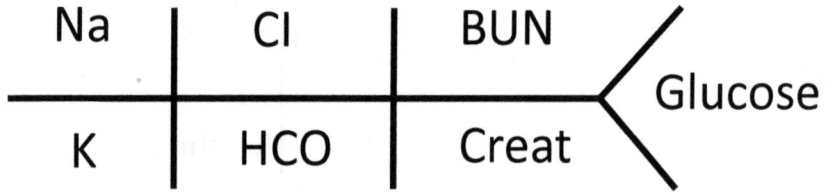

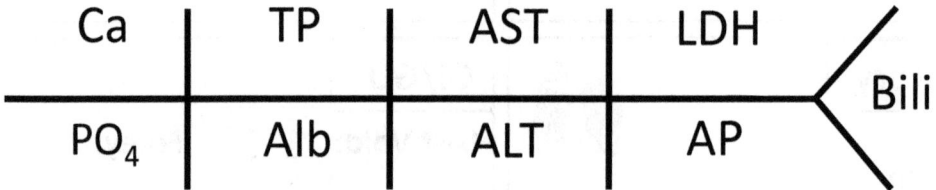

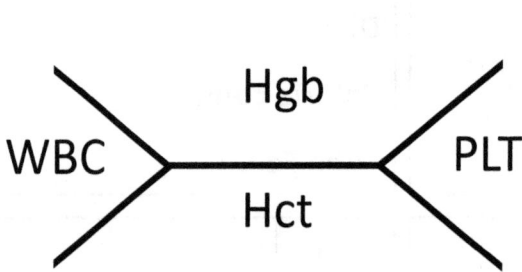

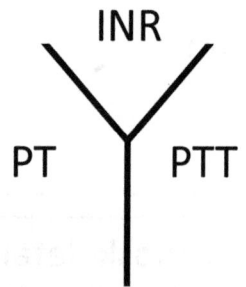

Test results:_____

_____

_____

Report:_____

_____

_____

_____

_____

Patient Medications

Name	Reason	Consideration	Time

Notes:

Team: _____ **Physician:** _____

Phone: _____ **Phone:** _____

Name: _____ **Room:** _____

Age : _____ **Admin Date:** _____

Sex : _____ **Diet:** _____

Weight: _____

Fluids: _____

_____

_____

Restraints: _____

_____

_____

Allergies: _____

_____

_____

PMH: _____

_____

_____

Restraints: _____

_____

_____

Line: _____

_____

_____

Tubes: _____

_____

_____

Drains : _____

_____

_____

Dressings : _____

_____

_____

Neuro

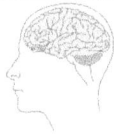

A/O_

RASS: _____

Sedation: _____

_____

Cardiac

Pulses: _____

VS: _____

Rhythm: _____

Tele: _____

Edema: _____

Respiratory

ETT/Trach

Vent: _____

_

GI/GU

Last Void: _____   Foley: _____

Last BM : _____   FMS : _____

Diet: _____

Calorie count: _____

Tube Feed: _____

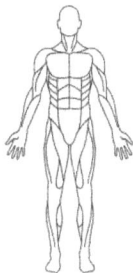

Musculoskeletal

_____

_____

_____

_____

_____

Skin

Braden: _____

P_ Pain:

Meds: _____

PCA: _____

Plan/ Notes

_____

_____

_____

_____

_____

Labs

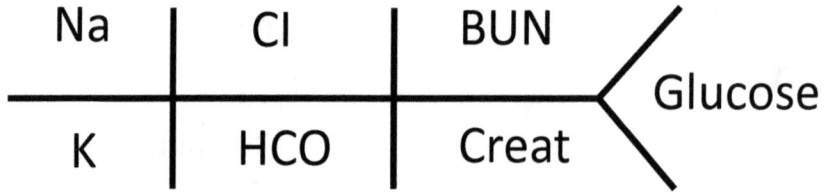

Na | Cl | BUN
K | HCO | Creat
Glucose

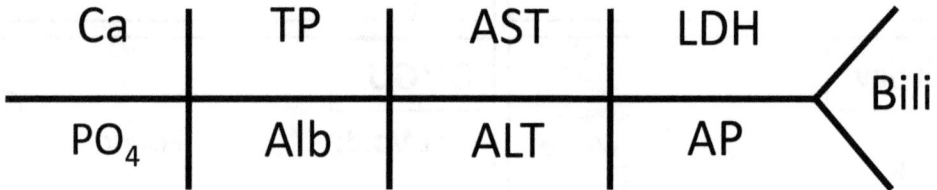

Ca | TP | AST | LDH
PO$_4$ | Alb | ALT | AP
Bili

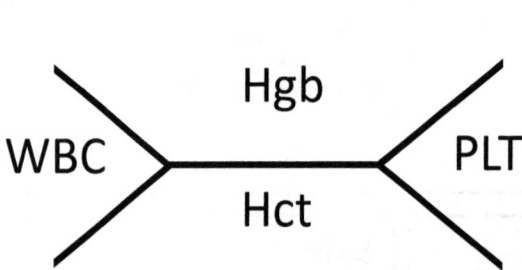

Hgb
WBC
Hct
PLT

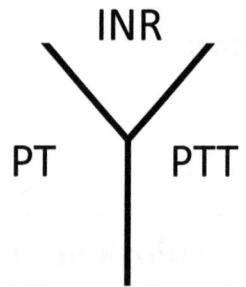

INR
PT | PTT

Test results:_____
_____
_____

Report:_____
_____
_____
_____
_____

Patient Medications

Name	Reason	Consideration	Time

Notes:

Team: _____

Physician: _____

Phone: _____

Phone: _____

Name: _____

Age : _____

Sex : _____

Room: _____

Admin Date: _____

Diet: _____

Weight: _____

Fluids: _____
_____
_____

Restraints: _____
_____
_____

Allergies: _____
_____
_____

PMH: _____
_____
_____

Restraints: _____
_____
_____

Line: _____
_____
_____

Tubes: _____
_____
_____

Drains : _____
_____
_____

Dressings : _____
_____
_____

Neuro

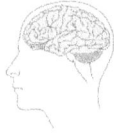

A/O_

RASS: _____

Sedation: _____

_____

Cardiac

Pulses: _____

VS: _____

Rhythm: _____

Tele: _____

Edema: _____

Respiratory

ETT/Trach

Vent:_____

GI/GU

Last Void:_____   Foley:_____

Last BM : _____   FMS : _____

Diet: _____

Calorie count: _____

Tube Feed: _____

Musculoskeletal

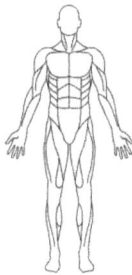

_____

_____

_____

_____

_____

Skin

Braden: _____

P_ Pain:

Meds: _____

PCA: _____

Plan/ Notes

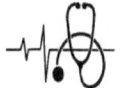

_____

_____

_____

_____

_____

Labs

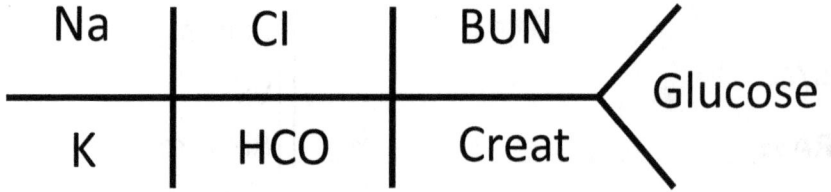

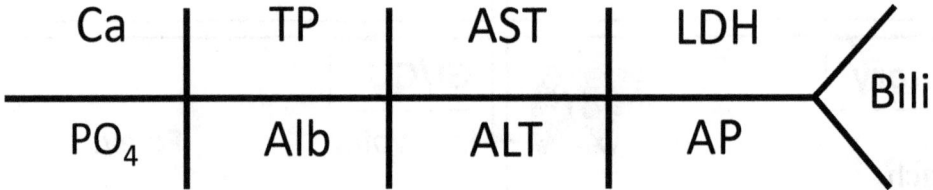

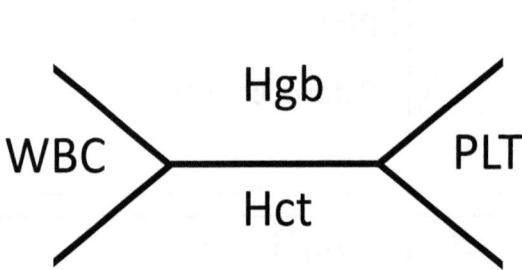

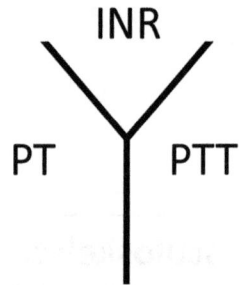

Test results: _____

_____

_____

Report: _____

_____

_____

_____

Patient Medications

Name	Reason	Consideration	Time

✎ **Notes:**

Team: _____   Physician: _____

Phone: _____   Phone: _____

Name: _____   Room: _____

Age : _____   Admin Date: _____

Sex : _____   Diet: _____

Weight: _____   Allergies: _____
_____
Fluids: _____
_____
_____
_____
_____   PMH: _____
_____
Restraints: _____
_____
_____
_____

Restraints: _____
_____
_____

Line: _____   Drains : _____
_____   _____
_____   _____
Tubes: _____   Dressings : _____
_____   _____
_____   _____

Neuro

A/O_

RASS: _____

Sedation: _____

_____

Cardiac

Pulses: _____

VS: _____

Rhythm: _____

Tele: _____

Edema: _____

Respiratory

ETT/Trach

Vent: _____

_

GI/GU

Last Void: _____   Foley: _____

Last BM : _____   FMS : _____

Diet: _____

Calorie count: _____

Tube Feed: _____

Musculoskeletal

_____

_____

_____

_____

_____

Skin

Braden: _____

P_ Pain:

Meds: _____

PCA: _____

Plan/ Notes

_____

_____

_____

_____

_____

Labs

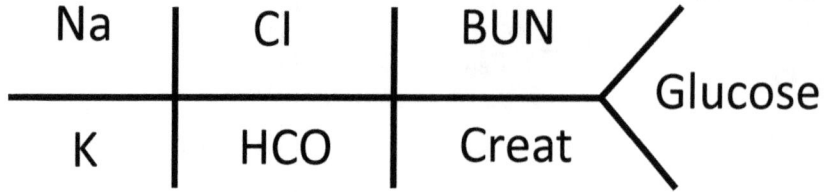

Na | Cl | BUN
K | HCO | Creat
Glucose

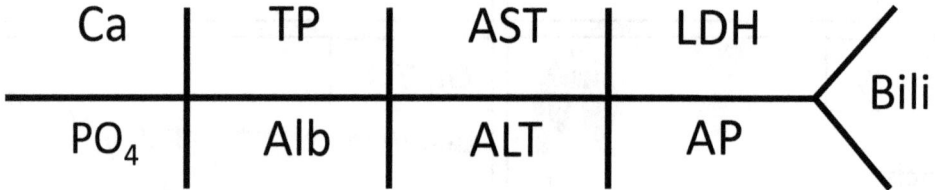

Ca | TP | AST | LDH
PO_4 | Alb | ALT | AP
Bili

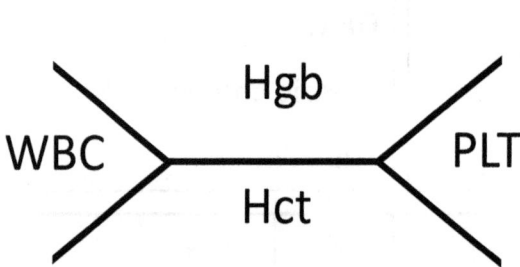

Hgb
WBC | PLT
Hct

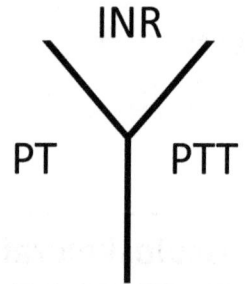

INR
PT | PTT

Test results: _____

_____

_____

Report: _____

_____

_____

_____

_____

Patient Medications

Name	Reason	Consideration	Time

Notes:

Team: _____   Physician: _____

Phone: _____   Phone: _____

Name: _____   Room: _____

Age : _____   Admin Date: _____

Sex : _____   Diet: _____

Weight: _____   Allergies: _____

Fluids: _____   _____

_____   _____

_____   PMH: _____

Restraints: _____   _____

_____   _____

_____

Restraints: _____

_____

_____

Line: _____   Drains : _____

_____   _____

_____   _____

Tubes: _____   Dressings : _____

_____   _____

_____   _____

Neuro

A/O_

RASS: _____

Sedation: _____

_____

Cardiac

Pulses: _____

VS: _____

Rhythm: _____

Tele: _____

Edema: _____

Respiratory

ETT/Trach

Vent: _____

_

GI/GU

Last Void: _____   Foley: _____

Last BM : _____   FMS : _____

Diet: _____

Calorie count: _____

Tube Feed: _____

Musculoskeletal

_____

_____

_____

_____

_____

Skin

Braden: _____

P_ Pain:

Meds: _____

PCA: _____

Plan/ Notes

_____

_____

_____

_____

_____

Labs

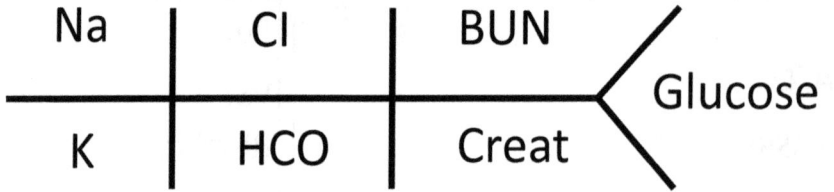

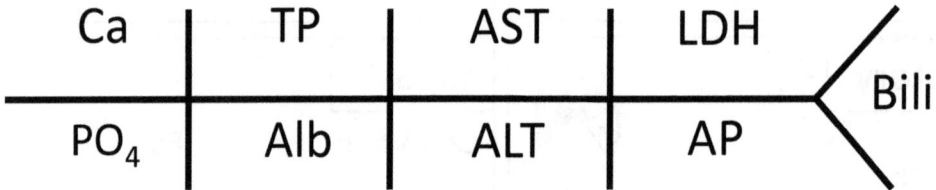

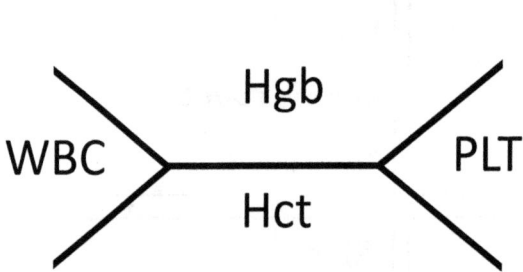

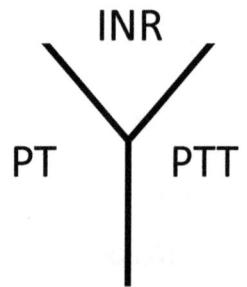

Test results: _____

_____

_____

Report: _____

_____

_____

_____

_____

Patient Medications

Name	Reason	Consideration	Time

Notes:

Team: _____

Physician: _____

Phone: _____

Phone: _____

Name: _____

Age : _____

Sex : _____

Room: _____

Admin Date: _____

Diet: _____

Weight: _____

Fluids: _____

_____

_____

Restraints: _____

_____

_____

Allergies: _____

_____

_____

PMH: _____

_____

_____

Restraints: _____

_____

_____

Line: _____

_____

_____

Tubes: _____

_____

_____

Drains : _____

_____

_____

Dressings : _____

_____

_____

Neuro

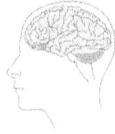

A/O_

RASS: _____

Sedation: _____

_____

Cardiac

Pulses: _____

VS: _____

Rhythm: _____

Tele: _____

Edema: _____

Respiratory

ETT/Trach

Vent: _____

_

GI/GU

Last Void: _____   Foley: _____

Last BM : _____   FMS : _____

Diet: _____

Calorie count: _____

Tube Feed: _____

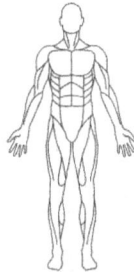

Musculoskeletal

_____

_____

_____

_____

_____

Skin

Braden: _____

P_ Pain:

Meds: _____

PCA: _____

Plan/ Notes

_____

_____

_____

_____

_____

Labs

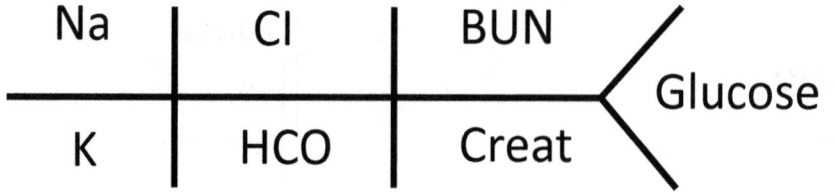

Na | Cl | BUN
K | HCO | Creat
Glucose

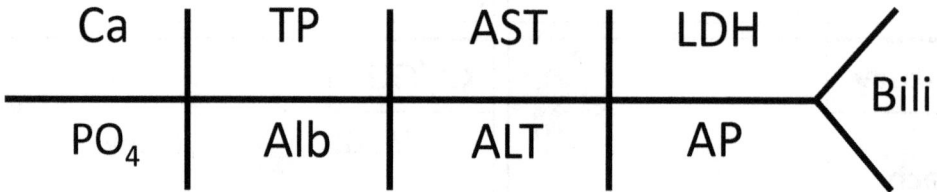

Ca | TP | AST | LDH
PO_4 | Alb | ALT | AP
Bili

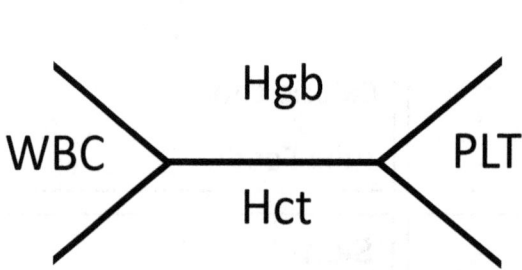

Hgb
WBC | PLT
Hct

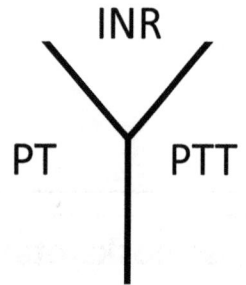

INR
PT | PTT

Test results: _____

_____

_____

Report: _____

_____

_____

_____

_____

Patient Medications

Name	Reason	Consideration	Time

Notes: _____
_____
_____
_____
_____
_____
_____
_____
_____

Thank You!

so much for trying our Medical Rounds Notebook!
We'd love to hear from you!

If you've found this to be a good logbook please,
support us and leave a review.

If you have any suggestions or issues with this notebook, or if
you want to test some of our latest notebooks
please email us.

Send email to:

pickme.readme@gmail.com

www.ingramcontent.com/pod-product-compliance
Lightning Source LLC
Chambersburg PA
CBHW052116020426
42335CB00021B/2783